JN496766

# 요가 읽어주는 남자

석민홍 지음

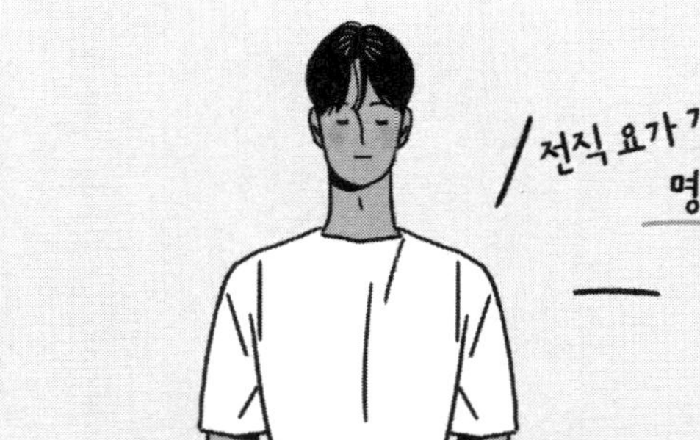

전직 요가 강사의 명상 체험기

신아사

# 프롤로그

일순간, 막았던 둑이 터지는 듯 했다. 하반신에 눌려 있던 에너지가 격렬하게 요동치며 몸 전체로 퍼져 나갔다. 걷잡을 수 없이 휘몰아치는 불길이 나를 태워버릴 것만 같다. 그대로 폭발해 사라져 버릴 것만 같다. 근원적인 공포. 혹시 나는 돌이킬 수 없는 짓을 저지른 게 아닐까?

위 내용은 쿤달리니*를 각성한 날 기록해둔 글의 일부이다. 이처럼 나의 체험들은 비일상적이다. 비상식적이고, 조금 과장해서 초자연적이라고도 할 수 있을 것 같다. 믿지 않아도 좋다. 직접 겪지 않았더라면, 나 역시 믿지 못했을 테니까. 확실한 것은, 그 체험들을 통해 내가 더 좋은 사람이 되었다는 사실. 그게 중요하다.

화려한 삶을 꿈꾸며, 배우로서 무대에 섰다. 관객들에게 보다 멋진 몸을 보여주기 위해 다양한 시도를 했다. 그 끝에서, 요가를 만났다. 하지만 나의 요가는 어디까지나 신체 활동으로서의 아사나, 그 뿐이었다. 그 이상이 있음을 어렴풋이 알고는 있었지만, 관심도 정보도 없었다. 이후 어떤 계기로 명상을 시작하게 되었는데, 그것이 모든 것을 바꿔 놓았다.

아사나 이상의 수련 체계를 궁금해하는 요기**, 요기니***들이 적지 않을 것이다. 나는 그 분들을 위해 이 책을 썼다. 진지하게 요가를 탐구하는 이들에게 들려주고 싶은, 나의 이야기들. 자 이제, 시작해 보자.

2022년

저자 석민홍

* 쿤달리니: 인간의 몸 안에 존재하는 근원적인 에너지
** 요기: 남자 요가 수행자
*** 요기니: 여자 요가 수행자

목 차



## 1부 몸의 장

## 아사나 Asana

## 2부 마음의 장
## 사마디 Samadhi

# 요가
# 읽어주는
# 남자

# 1부

## 몸의 장

# 아사나 Asana

# 멋내기를 좋아하는 아이

어린 시절부터 외모에 관심이 많았다. 뭔가 멋을 내는 행위를 좋아했던 것 같다. 일곱 살 때 잠시 검도를 배웠었는데, 온종일 도복을 입고 동네를 활보했다. 마치 사무라이라도 된 것처럼. 한겨울에도 도복 안에 내복을 입지 않았으며, 그 이유는 도복 사이로 언뜻언뜻 보이는 내복이 도복의 멋을 해치기 때문이었다. 추위에 달달 떨면서도 한껏 폼을 잡은 채 이곳저곳을 휘젓고 다니던 꼬마 사무라이를 상상해 보라.

초등학교(나는 국민학교를 다녔다) 때의 나는 젤을 발라 바짝 세우거나 완전히 뒤로 넘긴, 속칭 '올백'머리를 고수했다. 추첨으로 들어가게 된 학교는 그 당시에 드물게 교복을 입는

학교였는데, 매일 똑같은 교복을 6년 내내 입어야 한다는 사실이 공포스러웠다. 결국 1학년까지만 다니고 엄마에게 떼를 써서 전학을 갔다. 단지 교복을 입기 싫다는 이유 하나만으로 전학을 갈 정도로 나는 뭔가 멋내기를 참 좋아하는 아이였던 것 같다.

어린 남자아이라면 다들 그렇지 않느냐고 할 수도 있겠다. 하지만 외모를 포함한 외적인 것들에 대한 집착과 관심은 나의 성장 과정 전반에서 성실 하리만큼 일관되게 유지되었다. 중학교로 올라가 사춘기를 겪으면서도 나의 고민은 내면이 아닌 외면, 그 당시 잔뜩 살이 올라서 통통해진 내 체형과 여드름투성이의 피부였으니 말이다.

# 발레리노가 되다

우연한 계기로 무용, 좀더 정확하게는 발레를 시작하게 되었다. 중학교 때 나는 키가 꽤 큰 편이었다. 엄마 지인분께서 아들이 좋은 체격조건을 가지고 있으니 무용을 시켜보면 어떻겠냐는 권유를 하셨고, 그 권유로 인해 처음으로 무용이라는 것에 관심을 가지게 되었다.

하든 안 하든, 일단 알아보기라도 하자 하는 마음으로 발레공연 '백조의 호수'를 관람하면서 나는 그만 사로잡혀버렸다. 너무나도 멋진 발레리노의 몸. 그 멋진 몸매, 체격에 홀딱 반해서 춤과는 전혀 인연이 없던 내가 덜컥 발레를 시작하게 되었던 것이다. 순수한 예술에 대한 동경이 아닌, 그들처럼 멋진 몸을 갖기 위한 발레. 이때부터 본격적으로 '몸'이라는 것이 나의 인생 전반을 관통하는 큰 주제가 되었다.

예고 입시를 목표로 레슨을 받으며 식단을 조절하다 보니, 통통했던 몸은 어느덧 미끈하게 잘 빠진 늘씬한 몸이 되었다. 하지만 예고로 진학하여 계속해서 훈련을 거듭하는 과정에 들어서야 비로소 꽤 그럴듯해 보이는, 발레리노 다운 몸매를 만들 수 있었다.

이때부터 외모에 대한 관심은 외모에 대한 자신감으로 발전한다. 나름 전공자가 됨으로써 몸에 대한 이해도가 높아진 한편, 나름대로 체계적인 지식까지 갖추게 되었다. 소위 '몸을 쓸 줄 아는 사람'이 된 것이다.

# 입시를 준비하며

고3이 되었다. 모두가 두려워하는, 부담스러운 시기. 대학 진학을 위한 무용입시에 영혼을 불태워야 할 예고 3학년, 그 중요한 때에, 엉뚱하게도 진로에 대한 고민이 슬슬 올라오기 시작했다.

사실 냉정하게, 객관적으로 바라본 나 자신의 실기 실력은 그리 뛰어난 편은 아니었다. 몇 번 나갔던 콩쿠르에서도 입상은 거의 하지 못하였고, 또래 다른 무용전공자들에 비해서 실력이 많이 뒤쳐진다고 스스로도 인지를 하고 있었다.

무용을 전공한다고 해서 꼭 무용수의 길을 걸어야 하는 것은 아니다. 하지만 어리고 미숙한 나이, 여러가지 방향에 대해서 생각을 하기에는 경험도 식견도 부족했다. 갈팡질팡 고민에 고민을 거듭하던 중에 입시는 코앞으로 다가와 버렸고, 결국 내가 내린 결론은 일단 최선을 다해 입시를 치르고 대학에 진학한 후에 이어서 고민해 보자는 것.

그나마 다행이었던 것은 다소 떨어지는 실기실력에 비해 공부를 제법 잘 한다는 것이었고, 그래서 수능공부에 비중을 더 두고 전략을 짰다. 많은 대학교 무용과 중에서 경희대학교가 수능 비중이 가장 높은 곳이었기에 경희대 무용과 진학을 목표로 했다. 짧은 시간이지만 계획을 잘 세우고 전략적으로 움직인 덕에, 결국 목표한 대학에 합격해서 진학을 하게 되었다. 부족한 실력을 지략으로 메꿔 얻어낸 승리. 그런 내 자신이 자랑스러웠다.

# 대학 입학

이제 좋은 대학에서 많은 경험과 많은 고민을 하며, 그리고 캠퍼스 생활을 한껏 만끽하며 차분하게 내 진로를 찾아보자 하는 꿈을 품고 시작한 대학 생활. 그것은 내 생각과는 판이하게 달랐다. 결론적으로 나는 대학 생활에 제대로 적응하지 못했다.

원래 무용과는 예술학부가 아닌 체육학부 소속이었다. 이에 체대 시절부터 이어져 내려온 엄격한 기강은 본디 자유로운 성향을 가진 나에게는 무척이나 낯설게 느껴졌다. 뿐만 아니라 입학 첫날부터 시작된 수업과, 수업이 끝난 뒤 곧바로 이어진 레슨, 그에 이어지는 공연연습 등 쉴 틈없이 밀려드는 스케쥴은 감당하기 어려운 수준이었다.

사실 무용 전공자로서 무용수를 꿈꾸는 이들에게는 이처럼 빽빽한 일정들이 오히려 너무나도 감사한 일일 것이다. 하지만 애초부터 다른 마음, 다른 뜻을 가지고 입학한 나에게는 그렇지 않았다. 가뜩이나 낯선 대학교 생활. 엄격한 분위기만으로도 힘겨운 상황에서, 차분하게 고민하고 사색할 시간마저 주어지지 않던 첫 학기에 나는 부적응자요, 겉도는 신입생이었다.

결국 수업을 빠지고, 연습에 불참하고, 선배들로부터 숨어 잠수를 타는 날들을 반복했던 것은 어찌 보면 당연한 수순이었다. 한 학기를 겨우 마치고 고향에 내려와서 한 생각은, '이렇게 생활하는 것은 아무 의미가 없다'는 것이었다.

## 재수해서 연극과로

나름의 꿈을 품고 시작한 대학 1학년. 그 첫 학기를 힘겹게 마친 나는, 방학이 시작되던 첫날 새벽에 버스를 타고 도망치듯이 고향으로 내려왔고 부모님과 기나긴 대화를 나누며 결단을 내렸다.

애초에 학교 생활을 제대로 하지 않았으니 학점도 엉망이었고, 교수님들은 물론 선배들과 동기들에게도 그리 좋은 이미지는 아니었을 것이다. 마음을 다잡고 다음 학기에 열심히 하면 다 해결될 문제들이었지만, 잡히지 않는 그 '마음'이 가장 큰 문제였다. 평양감사도 제 싫으면 그만이라고 했던가. 결국 부모님 허락 하에 자퇴를 하고, 재수를 하기로 결정했다.

입시까지 남은 시간은, 그러니까 진로선택으로 고민할 수 있는 시간은 생각보다 그리 많지 않았다. 최대한 신속하게 길을 정하고, 지체없이 시작해야 한다. 그리하여 새롭게 정한 진로는 다름아닌 연기.

무용이 좋고 싫음을 떠나서, 무대에 서는 것 자체는 더할 나위 없이 좋았다. 화려한 무대 위에서 스포트라이트를 받는 순간, 내가 살아있음을 온몸으로 느낄 수 있었다. 발레와는 다른, 보다 대중적인 방식으로 많은 사람들에게 나를 표현할 수 있다면! 지금 생각하면 지극히 단순한 동기를 가지고 연기학원을 다니며 다시금 입시에 도전, 그해 바로 동아방송예술대학교에 연극전공으로 입학하게 되었다.

## 멋진 몸을 만들고 싶어

연기자라면 당연히 몸을 잘 관리해야 한다. 그리고 나는 원래 멋진 몸을 만드는 것에 관심이 많다. 이제 무용을 그만두었으니 몸매를 관리할 다른 무엇인가가 필요했다. 그래서 시작하게 된 것이 근력운동, 소위 헬스였다.

발레를 통해서 어느 정도 단련이 되어 있긴 했지만, 그 당시의 나는 웨이트 트레이닝에 대해서는 전혀 아는 바가 없었다. 요즘은 무용 전공생들도 체계적인 근력 트레이닝을 하는 것으로 알고 있는데, 나 때만 해도 무용과 다른 신체훈련과의 접목이라는 것은 무척이나 생소한 개념이었다.

헬스장을 다니기로 했다. 하지만 지금처럼 PT(Personal

Training)가 대중적이지 않았던 시기이다. 운동을, 근력운동 방법을 배우려면 헬스장 관장님에게 배워야 하던 시절. 쑥스러워서 그건 어렵겠다 싶었던 나는 책을 사서 그대로 따라하기로 했다. 그리고 그 결과는 나쁘지 않았다.

어느 정도 운동을 해보신 분들이시라면 공감하시겠지만, 처음에는 어떤 식으로 해도 근육이 잘 붙는다. 지금 생각해보면 엉망으로 따라 했던 것 같은데, 그럼에도 불구하고 굉장히 빠르게 근육이 만들어졌다. 내 몸이 하루하루 변해가는 모습이 너무 재미있었고, 그에 따르는 성취감은 짜릿하기 그지없었다. 그렇게 근력운동은 내 삶의 동반자가 되었다.

# 운동에는 부상이 따른다

제대로 된 기초 없이 입문을 하게 된 것이 문제였다. 기구를 사용하는 웨이트 트레이닝에 있어, 초보자가 책만 보고 따라한다고 제대로 된 기초가 잡힐 수가 있을까? 근육이 생기면서 몸이 좋아지는 재미에 빠져 미처 의식하지 못했지만, 조금씩 쌓이던 데미지가 어느 순간 허리디스크, 무릎 부상, 어깨 부상 등의 형태로 나타났다.

무조건 허리로 당겨버리는 데드리프트. 무릎에 체중을 한껏 실은 스쿼트. 가슴근육은 전혀 사용할 줄 모르고 어깨로만 밀어 올린 벤치 프레스 등등. 지금 생각해보면 어떤 원리로 이루어지는지, 어디에 집중해야 하는지에 대해서는 전연

고려하지 않은 채 중량의 반복으로만 접근했던 것 같다. 웨이트 트레이닝이 굉장히 심오하고 체계적인 운동이라는 것을 (혹은 그렇게 되어야 한다는 것을) 생각하지 않고 그저 무조건 많이, 무조건 열심히 몰아붙이면 자연스럽게 성장하고 좋아질 것이라고 본 것이다.

그 대가는 결코 가볍지 않았다. 허리 쪽의 디스크가 터져서 한쪽 다리의 감각이 없어졌다. 어깨를 제대로 들어올리지 못하게 되었다. 계단을 오르고 내릴 때 극심한 무릎의 통증이 느껴지기 시작했다.

부상을 입으면 몸을 움직이기 불편해진다. 단지 불편한 것으로 끝나면 그나마 다행이겠지만, 수시로 찾아오는 통증은 사람을 예민하고 소심하게 만든다. 더 나쁜 것은 이러한 일련의 상황들이 우울함을, 더 나아가서 마음의 병을 만들어낸다는 것이다.

## 해결책은 맨몸 운동

몸을 만들고 싶다. 하지만 욕심을 내서 운동을 하면 할수록 계속 다치기만 한다. 그러한 문제를 해결하기 위해 내가 선택한 나름의 합리적인 방법은 바로 기구를 사용하지 않는 것. 즉, 내 본연의 체중과 중력만을 이용한 맨몸 운동이었다.

물론 맨몸 운동도 잘못된 방법으로 수행하거나 무리한 강도를 설정하게 되면 얼마든지 다칠 수 있다. 하지만 그러한 부상의 확률과 정도는 기구를 사용하는 웨이트 트레이닝에 비해 상대적으로 적은 게 사실이다. 나에게 있어서는 맨몸 운동이 그나마 더 안전하고 합리적인 선택이었기에 그쪽으로 방향을 전환하게 되었고, 결과적으로 꽤 만족할 만한 효과를 보았다.

이제 나는 맨몸운동의 신봉자가 되었다. 처음에는 단순하게 턱걸이, 팔 굽혀 펴기, 평행봉 등의 종목을 자유롭게 설정해서 운동을 진행하였는데, 어느정도 하다 보니 한계를 느끼게 되었다. 좀 더 체계적인 프로그램이 필요하다. 전문적인 지식, 전문가의 도움이 절실하다.

틈만 나면 이 서점 저 서점으로, 맨몸 운동에 관한 괜찮은 책들을 찾아다녔다. 안타깝게도, 한동안은 이렇다 할 책을 찾지 못했지만. 그렇게 별다른 성과 없이 헤매던 어느 날, 눈에 확 들어오는 제목이 있었다. 맨몸 운동에 대한 평소 나의 생각을 글로 옮겨 놓은 듯한 강렬한 제목. 그것은 '내 몸이 헬스 머신이다'라는 책이었다.

# 내 몸이 헬스머신이다

이 책은 나에게 굉장히 많은 영감을 준, 그리하여 내 인생에 있어 하나의 전환점을 만들어 준 소중하고 의미 있는 책이다. 뜻이 있는 분들을 위해 간단하게 소개를 해 보도록 하겠다.

프랑스의 심리철학 전공자였던 올리비에 라페는 건강하고 아름다운 몸을 만들기 위해서는 단지 근력 운동에만 집중할 것이 아니라, 유연성과 풍부한(깊은) 호흡, 그리고 정신의 건강까지 챙겨야 한다는 견해를 밝히고자 이 책을 썼다(고 생각한다).

유연성을 기르기 위한 스트레칭의 중요성. 깊고 풍부한 호흡의 중요성. 무엇보다도, 정신 건강의 중요성. 나에게 많은 영감과 방향성을 제시해준 개념들이다. 사실 처음에는 이러한 개념들이 생소하고 낯설었지만 기왕에 책을 읽었으니 한번 해 보자고 마음먹고 제시된 프로그램을 최대한 그대로 따라해 보았다.

무용 전공자였지만, 무용을 그만둔 뒤로는 스트레칭을 전혀 하지 않았다. 특히 그때 당시의, 과도하게 몰아붙이고 억지로 잡아서 찢는 등 고통을 수반한 수업에 대한 기억이 있어 더욱 그랬다.

역시 처음엔 아프고 불편했다. 하지만 차근차근 따라하다 보니, 깊은 호흡을 동반한 스트레칭이 육체적으로는 강한 활력을, 정서적인 측면에서는 안정감과 만족감을 주었다. 결과적으로는 신체 전반의 균형과 스태미나까지도 기를 수 있었다.

# 무대에 올라

이즈음 대학을 졸업하면서, 공연 기획사에 소속 배우로서 취업을 했다(연기 전공자가 졸업 후에 전공을 살릴 수 있다는 것은 좋은 일이다). 이 공연의 오디션을 볼 때 연출진에서 나에게 요구했던 중요한 요구사항은, 상의 탈의를 해야 하는 배역이니 멋진 몸을 만들어 달라는 것이었다.

주어진 배역에 맞춰 연출이 요구하는 외형을 만들어내는 것은 배우로서 당연한 책무이다. 그리고 나는 원래 운동을 좋아하고 몸에 관심이 많다. 따라서 이 공연은 나에게 무대에 설 수 있는 좋은 기회를 주었을 뿐 아니라, 좀더 멋진 몸을 만들어야 한다는 강한 동기도 부여해 주었다. 어찌 설레지 않을 수 있을까! 그렇게 나는 감사하고 또 감사하는 마음으로 공연 연습과 더불어 연출이 원하는 몸 만들기에 돌입했다.

내가 한 공연은 오픈 런 공연, 즉 종료기간이 없이 지정 극장에서 상시로 이루어지는 공연이었다. 그것은 만족스러운 몸 상태로 공연을 시작한 뒤에도, 꾸준히 관리를 할 수밖에 없는 상황이라는 것. 공연 후기에 출연 배우(나)의 근육, 복근 등에 대한 언급이 종종 등장하는 것에 보람을 느끼면서, 나는 어떻게 하면 좀더 좋은 몸을 보여줄 수 있을지에 대해 고민하고 연구했다.

몸에 대한 고민과 연구는 스트레칭과 호흡의 효과에 대한 확신을 거쳐, 결국 요가에 대한 관심으로 이어진다.

# 요가 입문

스트레칭과 깊은 호흡은 웨이트 트레이닝에 있어 선택이 아닌 필수 덕목이다. 스트레칭은 유연성을 증가시킨다. 유연성의 증가는 각 관절 가동범위의 확장으로 이어지며, 이는 부상의 위험을 최소화하면서 효과적인 운동을 가능하게 한다. 깊고 풍부한 호흡은 혈액순환과 피로회복을 도와준다.

어느 순간부터 나는 근력 운동의 보조 수단이 아닌, 스트레칭 그 자체를 즐기게 되었다. 올리비에의 책에 나오지 않는, 더 많은 다양한 동작들이 있을 것이다. 그 동작들을 알고 싶었다. 무식한 사람이 용감하다고 했던가. 인터넷으로 요가를 검색해서 무작정 따라해보았다. 그리고 결과는 기대 이상이었다.

좋은 일은 소문을 내야 한다. 좋은 것은 널리 알려야 한다. 요가는 좋은 것이다. 그 효과는 내가 보증한다. 결국 요가를 제대로 배워야 하겠다는 결론에 이르렀다. 진중하게 수련을 해보고 싶었다. 아마추어가 아닌 전문가로서, 이 좋은 요가를 많은 사람들에게 전하고 싶었다.

절묘한 타이밍이었다 해야 할까? 어떤 사태로 인해 기획사의 사정이 어려워져서, 공연을 그만둘 수밖에 없는 상황이 발생했다. 그리고 기회는 원래 그런 식으로 오는 법이다. 그렇게 나는 배우가 아닌 요가 강사로서 새로운 삶을 꿈꾸게 되었다. 연기 전공자로 공연을 하던 내가 새로운 직업으로 요가강사의 길을 택한 것이다.

# 자격 취득

요가 자격증을 발급하는 여러 협회, 단체가 있다. 강사가 되기 위해서는 먼저 어떤 단체로부터 교육을 받을지를 선택해야 한다. 나름대로의 많은 조사 끝에, 짜임새 있는 커리큘럼을 가지고 있다 판단한 곳을 선택하여 지도자 과정을 밟기 시작했다.

내가 이수한 코스는 빈야사 요가 티칭이다. 빈야사는 연속적으로 이어지는 아사나들이며, 이 아사나 동작들을 호흡의 리듬을 따라 물이 흐르듯 수련하는 방식의 요가가 빈야사 요가이다. 플로우 요가라고도 하는 이 빈야사 요가는 시퀀스가 중요한데, 시퀀스는 어떤 동작들을 어떤 순서로 하는지를 의미한다고 보면 된다. 스승님으로부터 시퀀스는 어떻게 짜는지, 티칭은 어떻게 하는지, 수업은 어떤 식으로 이끌어가는지 등에 대한 가르침을 받았다.

감사하게도, 자격 코스와는 별개로 스승님께 아쉬탕가 요가*를 배울 수 있었다. 나의 스승님은 아쉬탕가 요가를 수련하는 분이셨고, 강사 개인의 역량을 위해서는 일정 시간 아쉬탕가 수련을 해야 한다고 생각하셨기 때문이었다. 이렇게 나는 공식적으로는 빈야사 요가를, 개인적으로는 아쉬탕가 요가를 수련하며 착실히 자격 준비를 해 나갔다.

최종적으로는 테스트가 이루어지는데, 테스트는 모의 수업의 형태로 진행된다. 이 한 번의 수업으로 통과여부가 결정된다고 해서, 무대 위에서 공연할 때보다 더 긴장했던 기억이 난다.

* 아쉬탕가 요가: 파탄잘리의 요가수트라에 근거하여, 파타비 조이스가 정리한 요가 수행의 한 체계

# 요가 수업에 대하여

자격증은 수업을 할 수 있는 최소한의 자격을 갖추었다는, 일종의 증명서이다. 운전면허증과 같다고 생각하면 된다. 운전면허를 취득했다고 해서 곧바로 베테랑 운전자가 되는 것은 아니듯이, 요가 지도자 자격증이 있다고 해서 전부 완성된 것은 아니다. 강사라면 끊임없이 공부하고 수련하며, 본인의 역량을 계속해서 발전시켜야 한다. 자격증 취득은 그 시작일 뿐이다.

커뮤니티에 올라오는 공고를 보고 이력서를 넣는다. 연락이 오면 면접을 보게 되는데, 단순 면접이 있는가 하면 모의수업의 형태로 진행되는 경우도 있다. 통과가 되면 수업을 맡게 된다. 이것이 수업을 구하는 가장 일반적인 방법이다.

전직 현직 강사 분들은 다 아시겠지만, '호호요가'라는 사이트가 있다. 요가와 필라테스에 특화된 커뮤니티인데, 그곳을 통해서 거의 대부분의 구인구직이 이루어진다. 중요한 것은 실제 수업 경험이 없는 경우 구직 자체가 쉽지 않다는 것.

사실 자격증을 발급받고 난 뒤에도, 수업을 못 구하면 어쩌나 하는 걱정이 꽤 컸었다. 그런데 감사하게도, 스승님의 소개를 통해서 첫 수업을 진행할 수 있었다. 그리고 그 수업 경험이 바탕이 되어, '호호요가'를 통해 몇 개의 수업을 더 맡게 되었다. 자격증 취득 후 공백기 없이 강사 생활을 시작할 수 있었던 것은 지금 생각해도 참 다행이었던 것 같다.

## 강사 생활

강사 생활을 시작하면서 제일 크게 느끼게 된 것은, '정말 끊임없이 공부하고 준비해야 하는구나'라는 것이었다. 무슨 당연한 이야기를 하느냐 하실 수도 있겠지만 솔직히 처음에는, 자격증도 땄으니 느긋하게 가자는 마음이 있었다.

아주 건방진 생각이었다. 회원들은 정말 다양하다. 가만히 서 있는 것조차 힘들어 하고 불편해 하는 회원이 있다. 반대로 나보다 요가를 더 오래 수련한, 경험이 풍부한 회원도 있다. 매 수업마다 항상 새로운 프로그램을 원하는 회원들도 많다.

한 개인이 아닌, 다수를 동시에 모두 만족시킬 수 있는 수업은 거의 불가능하다고 생각한다. 하지만 적어도 그런 목표를 가지고 치열하게 열심히 하지 않는다면, 어느새 도태되는 강사가 되고 말 것이다. 그렇게 되기 전에 이런 것들을 깨달은 것이 참으로 다행이라고 생각하면서, 잠시 게을리했던 수련을 다시 성실히 이어갔다. 새로운 시퀀스, 새로운 도구들에 대한 공부와 연구도 진행해 나갔다.

역량이 뛰어난 강사라고 생각하지는 않았다. 그저 계속해서 수련을 하면서 얻은 것들, 스승님께 배우고 얻은 것들을 회원들과 나누는 기쁨이 컸을 뿐이다. 어설프게나마 여러가지 시도를 통해 다양한 형식의 수업을 진행하면서, 회원들의 나에 대한 믿음이 더 커지고 있음을 느낄 수 있었다.

## 쉬운 용어

대부분의 요가 용어는 산스크리트어*이다. 당연하다. 누가 뭐라해도 요가는 인도에서 발생한 문화적 산물이니까. 그리고 영어도 많이 사용된다. 요가는 영국과 미국을 통해 세계화, 대중화된 컨텐츠이기에. 하지만 나는 수업을 할 때 산스크리트어를 거의 사용하지 않았다. 아사나**의 이름을 산스크리트어가 아닌, 나름대로 풀어낸 우리말로 불렀다. 구령 역시 '원투쓰리포'가 아닌, '하나둘셋넷'으로 붙여 수업을 진행했다.

사실 이것은 지극히 개인적인 이유에 기인한다. 솔직히 고백하자면, 생소한 산스크리트어가 도무지 잘 외워지지 않았던 것. 돌아서면 잊어버리고 다시 또 돌아서면 다시 또 잊어버리고 하다 보니, 아예 그냥 내가 말하기 쉬운 우리말로 풀어서 설명하게 되었다. 그런데 알아듣기 쉽게 동작들을 풀어서 설명하니까, 보지 않고 귀로만 들어도 어떻게 해야 할지 정확한 이미지가 그려진다는 회원들의 긍정적인 반응이 있었다. 구령 역시 왠지 모를 영어 카운트가 낯간지러워 그렇게 진행하였던 것뿐인데, 친근하게 들려서 그런지 오히려 회원들이 더 좋아해 주었다.

어쨌든 요가 수업을 진행하는 과정에서 나는, 역량이 그리 뛰어난 강사는 아니었다. 하지만 적어도 회원들의 눈높이에 맞춰준다는 측면에서 보면, 나름대로 좋은 강사이지 않았을까 하고 조심스레 생각을 해본다.

* 산스크리트어: 고대 인도에서 사용하던 언어
** 아사나: 요가의 체위 또는 자세

## 힘겨운 현실

그렇게 즐겁고 보람 있는 생활이 계속될 것만 같았지만, 현실은 결코 만만치 않았다. 거기에는 여러가지 이유가 있다. 무엇보다도 가장 큰 문제는 수입. 아시는 분들은 아시겠지만 프리랜서 운동강사의 회당 페이는 대단히 처참한 수준이다. 물론 더 뛰어난 강사가 되어 '몸값'을 높이면 된다. 그리고 이것이 가장 근본적인 해결책이다. 하지만 당장에 생계를 유지해야 하는 상황에서, 그런 장기적인 플랜보다는 보다 현실적인 대안이 필요했다.

그것은 가능한 한, 최대한 많은 수업을 하는 것. 많은 수업을 하면서 꾸준한 수련을 병행하면 실력은 자연히 늘 수밖에 없을 것이다. 그리고 많은 수업은 곧바로 수입의 증가로 이어질 것이다. 계획은 좋았다. 적어도 계획만큼은.

면접은 커녕, 서류 지원에서부터 많은 거절을 당했다. 그것은 내가 남자 강사이기 때문. 나의 수업을 직접 보시거나 적어도 모의 수업이라도 시켜본 뒤에, 나의 역량 부족을 이유로 거절한다면 충분히 납득할 수 있다. 하지만 남자 강사는 안 된다, 여자 회원들이 불편해 한다는 곳이 대부분이었다. 또 어떤 곳은 면접을 보면서, 어떤 복장으로 수업을 할지, 여자 회원들에 대한 신체접촉은 어떤 방식으로 어디까지 진행할 것인지 자세히 물어보기도 했다.

이러한 현실이 잘못되었다는 것은 결코 아니다. 다만 생계를 위한 구직에 있어 이런 어려움이 있었다는 것을 말하고 싶을 뿐이다.

# 우울함

장기적인 플랜도 문제라면 문제였다. 더 뛰어난 강사, 더 유명한 강사가 되어 '몸값'을 높이자는 근본적인 해결책. 이것이 어떻게 보면 악수였던 것 같다.

잘 가르쳐야 한다는 것은 당연한 것이다. 그리고 잘 가르치기 위해서는 뛰어난 실력을 갖추어야 한다. 무엇보다도 그러한 실력의 향상은 자연스럽게 이루어져야 한다. 문제는, 그것이 짧은 시간 동안 빨리 달성해야 할 목표가 되는 것. 잘못된 욕심은 잘못된 집착을 낳는다.

아사나 동작이 생각처럼 잘 되지 않을 경우에 좌절감, 더 나아가 우울감까지도 느끼는 회원들이 있다. 그런데 누군가를 가르치는 강사인 내가 오히려 그런 생각과 감정에 빠져들게 되었다.

그 뿐만이 아니다. 외모를 더 보기 좋게 가꾸어야 내 가치를 높일 수 있을 것이라는 생각. 그 생각은 극단적인 식이 조절과 강도높은 근력 운동으로 실행되었다. 그리고 어느새 나의 몸과 마음은 말 그대로 피폐해졌다.

어려운 아사나를 할 때마다 마음에서 올라오는 두려움. 겉으로 보기엔 지방이 전혀 없는 날씬하고 멋진 몸의 소유자이지만, 매일매일의 절제로 인해 받는 극도의 스트레스. 그로 인해 밤마다 찾아오는 우울함. 이 모든 것들은 다 내 스스로 만들어낸 것이다.

# 요가공간 더 원

두려움과 자기혐오. 그리고 그로 인한 우울함. 여기에 적은 수입으로 인한 생계의 위협까지. 누군가에게 쫓기는 듯한 마음으로 하루하루를 간신히 버텨냈다.

도저히 이렇게는 안되지 싶었다. 먼저 식단조절과 근력운동을 일정부분 내려놓았다. 사람의 인격은 탄수화물에서 나온다고 했던가. 한결 나아진 기분이었다. 이제 조금은 편안해진 마음으로, 차분하게 생계를 걱정해 보자.

같이 수련을 하던, 스승님의 제자가 있었다(무협지에서는 사형제라고 한다). 같은 남자 강사라는 것 만으로도 동질감이 느껴졌는데, 마음도 제법 잘 맞았다. 여러가지 비슷한 문제를

안고 있던 이 수련 동기, 도반과 함께 의기투합했다. 어차피 남자 강사로서 많은 수업을 뛰는 것에는 한계가 있다는 것에 둘 다 동의한 상태. 둘이서 작은 요가원을 만들어서 새롭게 시작을 해보자. 써 주는 곳이 없다면, 찾아오게 만들자는 것이었다.

그 친구가 마련한 작은 공간에서 소규모 그룹 요가레슨을 시작하게 되었다. 우리가 만든 요가원의 이름은 '요가공간 더원(the one)'. 동네 카페처럼 친근하고 편안하게 요가를 수련할 수 있도록 만들고자 했다. 명함을 만들고, 전단지를 만들고, 인스타그램 계정도 만들었다. 강당을 대여해서 무료 워크숍도 진행을 하는 등 홍보를 위해 많은 노력을 기울였다. 잘 될 것만 같았다.

## 요가란?

아무도 우리를 찾아주지 않았다. 어떻게 보면 당연한 결과일 것이다. 입지, 자본, 경력, 경험. 이루 헤아릴 수 없을 만큼 많은 부분들이 부족했고, 시행착오를 겪으며 긴 시간 버티기에는 경제적인 문제가 너무 컸다.

더 큰 손해가 나기 전에 정리를 하기로 했다. 준비하면서 느꼈던 설렘과 희망, 기대. 그리고 어설프지만 둘이서 하나하나 만들고 꾸려 나갔던 시간들. 지금이야 무엇보다 값지고 귀중한 경험이 되었다고 생각을 하지만, 그 때 당시로서는 말할 수 없이 참담했다.

이렇게 여러가지를 시도하며 다양한 경험들을 거치고 난 뒤, 근본적인 의문이 생겨났다. 어찌 보면 처음부터, 진작부터 물었어야 할 질문들. 요가란 과연 무엇일까? 요가를 수행한다는 것은 어떤 의미일까? 요가를 가르친다는 것은 대체 무엇을 가르친다는 것일까? 나는 요가를 온전히 알고, 제대로 수행하고, 제대로 가르친다고 말할 수 있는 것일까? 그리고 이런 의문이 해소되지 않은 채로, 이런 마음으로 요가를 계속할 수 있을까?

한가지 확실한 것은, 나에게 요가는 먹고사는 문제 그 이상이라는 것. 그렇기에 이 의문들은 반드시 풀어야 한다. 다만, 지금은 아니다. 어차피 생계의 문제도 있으니 당분간, 당분간만 다른 일을 하며 돈을 벌자. 요가와의 인연은 잠시만, 아주 잠시만 내려놓자고 마음의 결정을 내리게 되었다.

# 다시 무대에 올라

예전에 했던 그 공연팀에 다시금 합류하게 되었다. 사실 강사 생활을 하던 중에도 다시 돌아오라는 제의가 몇 번 있었던 터. 강사를 그만두기로, 아니 잠시 접어두기로 한 시점에서 더는 거절할 이유가 없었다. 너무도 즐거웠던, 그럼에도 이런저런 상황의 악화로 예정보다 빨리 내려오게 되었던 그 무대. 지쳐 있던 몸과 마음을 회복하며 나를 돌아보기에는 더할 나위 없이 좋은 기회였기에, 복귀를 결정했다.

내가 맡았던 배역이 공석이 되어, 기획사는 그 빈 자리를 채워줄 배우가 급하게 필요하던 참이었다. 팀 체제로 진행되는 공연은 한 배역의 공석이 생기면 팀 전체가 쉬어야 한다.

때문에 한시라도 빨리 연습을 해서 예전의 감을 되찾고 팀에 합류해야 했다. 서둘러 짐을 꾸려서 서울로 올라와 연습 또 연습. 이윽고 나는 다시, 무대에 올랐다.

무리하게 수련하느라 망가져 있던 몸과, 강사로서 받는 압박감에 지쳐 있던 마음이 조금씩 회복되어 갔다. 물론 공연이라는 것도 대단히 힘들고 어려운 작업이다. 하지만 일단 안정적인 수입으로 생활의 여유가 생겼다. 그리고 무대에서 느끼는 희열과 고양감은, 무너져 있던 나의 자존감을 다시 일으켜 세우기에 충분했다. 모든 것이 좋았다. 앞으로는 다 잘될 것만 같았다. 그랬다. COVID-19, 코로나 바이러스가 창궐하리라고는 꿈에도 예상치 못했다.

# COVID-19

공연을 보러 오는 이들은 거의 대부분이 외국인 관광객들이다. 관광 차 한국에 방문한 외국인들을 대상으로 공연을 하며, 주기적으로 해외에 나가 무대를 열기도 했다. 그런데 어느 순간, 코로나 바이러스가 전 세계를 뒤덮었다.

코로나가 터지고, 공연 업계 전체가 그 직격탄을 맞았다. 결국 다시한번 회사가 어려워지면서, 자연스레 공연을 그만 두게 되었다. 온 세상이, 온 나라가 힘든 시기. 누구를 원망할 것인가?

안 그래도 요가에 대한 미련과 아쉬움을 품은 채였다. 완전히 인연을 끊은 것은 아니니 너무 조급하게 생각하지 말자고 스스로를 달래던 나다. 기왕지사, 모처럼 생긴 약간의 휴식이다. 이 휴식의 시간을 어떻게 보내야 할지 생각해보았다.

우리는 사스도, 메르스도 다 잘 이겨냈다. 코로나도 그럴 것이다. 그 언젠가 공연계는 다시 활성화될 것이며, 회사도 일어설 것이다. 그것은 너무나 분명한 사실이다. 이미 선례가 있지 않은가? 그 때가 되면 나는 배우로서 공연을 계속할 지, 강사로서 다시 요가를 가르칠 지 선택해야 하리라.

그래서 요가에 대해 생각하며 보내기로 했다. 요가를 다시 하기 위해서는 반드시 풀어야 할 의문이 있으니, 그 의문을 해결할 시간이 필요하다. 지금 이 시간이 바로 그 시간이다.

## 생애 최악의 순간

차분하게 요가의 본질과 의미를 탐구해 보고자 했던 나는, 얼마 뒤 생애 최악의 순간을 맞이한다. 늦은 밤, 청주에 계셔야 할 어머니에게 전화가 왔다. 지금 서울이라고. 병원 응급실이라고. 만성 신부전증으로 어머니의 신장을 받으신 아버지. 그로부터 약 3개월이 지난 시점에서, 이제 아무일 없이 건강하실 거라 믿어 의심치 않던 때였다.

서둘러 형과 함께 달려간 병원 로비에서 어머니를 만났다. 면역억제제 복용으로 인해 약해진 면역력 탓에, 괴사성 근막염*과 그로 인한 패혈증 쇼크가 동시에 왔다고 했다. 응급수술에 들어가야 한다. 수술을 하지 않으면 0%, 수술을 하면

10%의 생존 확률. 어쩌겠는가? 10%의 확률이라도 붙들어야 할 것을. 수술실로 들어간 아버지를 하염없이 기다렸다. 제발, 제발 무사히 수술이 끝나기를.

다행히 수술은 아주 잘 되었다고 했다. 다만 그럼에도, 길어야 3일 정도 밖에는 사실 수 없다고도 했다. 그 상황에서 무슨 말을 할 수 있을까? 무슨 생각을 할 수 있을까? 그저 멍할 뿐이었다. 눈물조차 나지 않을 만큼, 말 그대로 정신이 나가버린 상태.

의사는 더 이상 할 수 있는 게 아무것도 없다고 했다. 그럼 우리는? 우리 가족은? 어떻게 해야 하지? 여전히 아무 생각도 들지 않는다. 정말로 3일 정도를 더 사신다고 해도, 의식이 거의 없으신 아버지와 어떻게 남은 시간을 보내야 할까?

* 괴사성 근막염: 세균 감염에 의해 피부 안쪽 조직이 썩어들어가는 병

## 2부

## 마음의 장

⋮

# 사마디 Samadhi

# 죽음에 대하여

돌이켜봐도, 정말 내 생애 최악의 순간이었다. 죽음에 직면한 아빠, 아버지. 이런 건 드라마에서나 보던 상황인데. 나는 드라마 속 주인공이 아닌데.

사람은 누구나 죽는다. 그리고 언제 어떻게 죽음을 맞이하게 될지는 아무도 모른다. 죽음이란 사태는 나에게, 그리고 내 가장 가까운 사람들에게 언제든지 찾아올 수 있다. 결코 피할 수 없는, 불가피한 것. 결코 저항할 수 없는, 불가항력적인 것. 그것이 죽음이다. 눈 앞에 드리워진 죽음의 그림자. 역설적이게도 그것은, 나로 하여금 삶에 대해 생각하게 했다.

언젠가 다가올, 우리를 기다리고 있는 죽음. 관념이 아닌 생생한 현실로서 죽음을 의식하고 보니, 내게 주어진 이 한정된 시간들을 정말 후회없이 보내야만 할 것 같았다. 한 점 미련없이, 의미 있게 보내야 할 것이다. 그렇게 살고 싶다.

그렇다면 어떻게 살아야 할까? 어떤 삶이 의미 있는 삶일까? 아니 그 이전에, 사람이란 대체 무엇일까? 또 사람들이 살아가는 이 세상은 또 무엇이고? 애초에 이 모든 것이 왜 있는 걸까? 왜 시작된 걸까? 왜 언젠가 끝나야만 할까? 꼬리에 꼬리를 무는 의문들. 답을 알고 싶었다. 그 답을 통해 올바른 가치관을 확립하고 싶었다. 하지만 그 답은 또 어디서 어떻게 찾지? 누구에게 물어야 할까? 책 속에는 길이 있다는데, 답도 있을까?

## 만트라 명상 시작

나는 원래 몸을 쓰는 사람이고, 뭐든 직접 해봐야 직성이 풀리는 성정을 지녔다. 그래서 직접 부딪쳐 알아내기로 마음먹었다. 그 방법은 다름아닌 명상이다. 명상을 통해 내 스스로 직접 답을 찾아내 보자고 생각했다.

그동안 내가 했던 요가는 전적으로 아사나에 국한된, 신체 활동의 하나였을 뿐이었다. 하지만 이미 알고 있었다. 요가에는 아사나 이외의 많은 영역들이 존재한다는 것을. 그저 접할 기회도, 관심도 적었을 따름이다.

요가에도 명상이 있다. 삼매에 이르는 여러 명상법들이 있다. 그 중에서 내가 선택한 방법은 만트라(mantra)* 요가였다.

마침 귀한 인연으로 말미암아 소중한 만트라 하나를 받을 수 있었고, 그렇게 나는 그 만트라를 쉼 없이 반복하며 명상을 시작했다.

시작은 몸의 떨림이었다. 그냥 가볍게 떨리는 수준이 아니라, 온몸이 격렬하게 진동했다. 내 의지가 아닌, 다른 무언가의 힘에 의해 머리가 격렬하게 흔들렸다. 양 손목과 양 팔을 허공에서 빙빙 돌리고, 상체가 계속해서 튕기듯 요동쳤다.

내가 아닌 것이 내 안에서 나를 움직이게 한다. 일반적이지 않은 몸짓으로. 내가 모르는 무엇인가가 있구나. 계속해서 밀고 나가면 알 수 있을까?

* 만트라: 특별한 힘을 지닌 말. 주문(呪文)

# 혼자서 춤추기

아버지는 기적적으로 큰 고비를 넘기셨다. 하지만 여전히 당장 내일을 기약할 수 없는 상황. 아버지의 병간호는 엄마, 형, 나 이렇게 셋이서 번갈아 하기로 했다. 병원에 가지 않는 날은 집에서 하루 종일, 병원을 가는 날은 아버지가 주무실 때 집에 와서 밤을 새며 명상을 했다.

삶과 죽음에 관한 의문을 명상을 통해서 해결하고 싶다는 열망이 나를 가득 채웠다. 이 길의 끝에 무엇이 있을지 알고 싶었다. 명상을 한번 시작하면, 시간의 흐름조차 잊고 몰두했다.

나의 양손은 마치 춤을 추듯, 큰 궤적을 그리며 자유자재로 움직임을 만들어냈다. 상반신에서만 일어나던 그 몸짓은 점점 더 강해졌고, 마침내 하반신도 움직이기 시작했다. 가부좌*를 튼 양 다리가 조금씩 들썩였다. 마치 일어나라고 하는 것 같다. 점점 더 강하게 들썩거리는 다리들을 억눌러야 할지, 움직이는 대로 두어야 할지 고민한다. 결국 흘러가는 대로 맡기기로 했다. 가부좌가 풀린다. 요가 매트 위에 누워서 등을 바닥에 대고 빙빙 돌기 시작한다. 그러다가 어느새 바닥에 등을 대고, 다리는 천장을 향해 쭉 펴서 벽에 기댄다.

의미가 있는 동작일까? 있다면 어떤 의미일까? 알 수가 있나, 그냥 계속 하는 거지. 이런 상태가 한 2~3일 지속되었던 것 같다.

* 가부좌: 양반다리 상태에서 양 발을 허벅지 위로 올리는 자세

# 무드라 맺기

여느 때와 같이 만트라를 반복하며 명상을 하던 어느 날, 감고 있던 눈의 눈꺼풀이 강하게 위로 딸려 올라갔다. 이윽고 저절로 눈이 떠지고, 양 손이 내 의지와 상관없이 움직이면서 어떤 모양을 만들어 냈다. 공포를 느꼈다. 저절로 떠진 눈. 그것 만으로도 충분히 놀랄 일인데, 눈 앞에 처음 보는 형태를 취한 내 손이 보인다. 갑자기 귀신이 나타난다 해도 전혀 이상할 것 같지 않던 그 날의 그 감정은 지금도 너무나 생생하다.

만화 '나루토'*를 보신 분들이시라면, 작중 닌자들이 취하는 특정한 손의 모양이 있다는 것을 잘 아실 것이다. 그것이 수인(手印)이며, 요가에서는 '무드라(mudra)'라고 한다. 이 수인은 '나루토' 뿐 아니라 동양적 세계관에 기반한 많은 작품들에 등장하는 이미지로서, 우리에게 알게 모르게 친숙할 수는 있다. 하지만 이것은 친숙함과는 다른 문제다. 내가 맺은 수인과 같은 형태는 어디에서도 찾아볼 수 없다. 인터넷으로 아무리 검색해도 나오지 않는다.

그 이후에도 며칠 동안 같은 현상이 계속되었다. 눈을 감고 손을 무릎 위에 둔 채로 만트라를 반복하다 보면, 어느 순간 강한 힘에 의해 눈꺼풀이 위로 딸려 올라간다. 그러다가 눈이 번쩍 떠지고, 손은 내 의지와 상관없이 움직인다. 여러 가지 특정한 형태의, 생전 처음 보는 형태의 수인을 맺으면서. 다행히 더 이상 두려운 마음은 들지 않았다. 사람은, 그게 무엇이든, 이내 적응하기 마련이니까.

* 나루토: 키시모토 마사시가 그린, 닌자를 소재로 한 소년만화

# 넘치는 힘

명상을 지속하는 과정에서, 또 다른 현상들이 나타났다. 이제는 아예 자리에서 일어나 춤을 추며 뛰는데, 두 다리를 통제할 수가 없었다. 양 손은 여러 궤적을 그리며 각각의 움직임을 만들어냈다. 다시 한번 말하지만, 이건 내 의지와 상관없이 이루어지는 동작들이다.

어떤 날은 가부좌를 튼 상태에서, 몸 안쪽에서부터 강한 기운이 차 올랐다. 나도 모르게 주먹을 불끈 쥐게 되었고, 팔에는 한껏 힘이 들어갔다. 두 팔에 힘이 넘쳐 흘렀다. 이윽고 그 힘이 몸 전체로 퍼져 나갔다.

마치 방금 턱걸이 운동을 한 것처럼, 광배근이 부풀어 올랐다. 흉곽이 쫙 펴졌다. 계속해서 몸에 힘이 끓어 올랐다. 넘치는 힘을 주체할 수가 없었다. 그런 성격은 아니지만, 이 때만큼은 어느 누구와 싸워도 지지 않을 것 같다는 생각이 강하게 들었다.

긴 시간동안 지속되던 이러한 상태가 끝나고 나니, 미칠 듯이 배가 고팠다. 입고 있던 옷은 땀으로 흥건했다. 밀려드는 허기를 채우고자 허겁지겁 밥을 먹으면서, 이걸 대체 뭐라고 설명할 수 있을지 곰곰이 생각해 보았다. '힘'이라는 글자가 가진 본래적 의미 그대로의, 순수한 힘 그 자체라고 할까? 오랜 기간 운동을 해 오면서도, 단 한 번도 경험해 보지 못한, 근력과는 또 다른 종류의 이질적인 기운이라고 해야 할까?

# 내가 나를 바라본다

밤 늦게까지 수련을 하다가 그대로 잠이 들었다. 다음날 아침에 눈을 떴는데, 뭔가 이상했다. 마치 깨어 있지만 깨어 있지 않은 것 같은, 멍하게 맑은 상태?

아무런 생각도, 아무런 의지도 없다. 그런데 그런 내가 어느새 자리에서 일어나 밥을 차리고 있다. 내가 왜 밥을 차리고 있지? 차린 밥을 먹으면서도 의문이 든다. 내가 왜 밥을 먹고 있지? 배불리 밥을 먹고 난 뒤, 자리에서 일어나 내 방으로 들어갔다. 내가 왜 방으로 들어왔을까? 자리에 앉아 가부좌를 튼다. 명상하라는 뜻일까? 그런데 누가 시키는 거지?

영화나 만화에서 보면, 어떤 존재에게 몸을 빼앗기는 장면이 종종 등장한다. 비록 몸은 그 존재에게 빼앗긴 상태라도, 의식은 뚜렷이 남아있어 그것을 자각한다. 다소 진부하고 식상한 설정일 수 있다. 문제는 영화도, 만화도 아닌 현실의 내가 지금 그 상황을 겪고 있다는 것. 물론 이것도 다 말일 뿐이다. 대체 이것을 어떻게 설명할 수 있을까?

내가 나를 바라본다. 내가 하나인데 둘인 것 같다. 내 안의 내가, 움직이는 나를 지켜보고 있다. 내 의식은 뚜렷한데, 그런 내가 저 깊은 곳에서 또다시 나를 본다. 움직이는 내 몸을 의식하고 있는 나를 지켜보는 나. 그런 나는 자리에서 일어나 집 안을 걷기 시작했다.

## 거울 앞에서

내 방을 나와 형 방으로 들어갔다. 형은 벌써 출근했고, 방은 비어 있다. 형 방에는 전신거울이 있다. 거울을 마주하고 의자를 가져와 앉았다. 이 때의 나는 아무런 생각도, 감정도 없이 멍한 상태다. 하지만 더없이 맑은 정신.

거울을 바라보며 나의 얼굴은 여러가지 표정을 짓기 시작했다. 한껏 찡그린다. 입을 크게 벌리고, 눈을 크게 뜨고, 혀를 날름거린다. 흡사 마귀의 얼굴이다. 눈에 독기를 품고 죽일듯이 노려본다. 고개를 이리저리 돌리다가, 돌연 비열한 표정을 짓는다.

아주 긴 시간동안 이 표정들을 되풀이했다. 그러다가 이번에는 미소를 지었다. 내 얼굴이지만, 내가 봐도 참 선하고 해맑다. 눈웃음을 짓는다. 미소를 머금고 거울을 바라본다. 너무나 행복해 보이는 모습. 이게 정말 나일까?

선한 얼굴 표정들과 악한 얼굴 표정들이 계속해서 번갈아가며 나타났다. 하지만 나는 여전히 아무런 감정이 없이, 그저 지켜볼 뿐이다. 배우가 거울을 보며 연기 연습을 하는 것처럼. 아니, 이 역시 말에 불과하다.

갑자기 소리가 터져 나왔다. 무슨 소리일까? 웃음소리다. 큰 웃음이 터져 나왔다. 평소에는 전혀 내지 않을 호탕한 웃음소리. 하하하! 기분이 좋다. 거울 속의 나 역시 함박웃음을 짓고 있다.

# 정화

돌연 소름이 돋았다. 뭔가 쓸려 내려가는 것 같다. 몸 전체가 씻겨지는 느낌. '정화'라는 단어가 떠올랐다.

몸을 주체할 수가 없었다. 의자에서 일어나 넓은 곳으로 갔다. 제자리에서 뛰기 시작했다. 뛰어오르며 팔을 돌린다. 이런 나의 몸짓은 완전한 춤사위였다. 덩실 덩실 춤을 춘다. 환희의 감정이 내 몸을 가득 채운다. 시간도, 장소도 잊은 채로 그렇게 한참동안 춤을 추었다.

매일 이루어지는 이 놀라운 체험들에 압도된 나. 왜 이런 일이 일어나는 것인지, 이런 현상들은 무엇을 의미하는 것인지 감히 생각할 엄두조차 내지 못했던 나다. 하지만 오늘의 체험은 그동안의 체험들과 달랐다. 뭔가 더 강렬했고, 어딘가 더 특별했다.

폭풍처럼 휘몰아치는 다양한 체험들. 이 체험들이 언제까지 계속될까? 이 모든 것들을 온전하게 받아내고 감당할 수 있을까? 이제는 더 이상 미룰 수 없다. 생각할 시간이 필요하다. 똑바로 마주하고 생각을 해보자.

나는 대체 무슨 일을 겪고 있는 것일까? 이 모든 것을 일으키는 이는 과연 누구일까? 나일까? 그럴 리가 없다. 나는 그저 지켜보고 있을 뿐이니까. 하지만 만약 내가 일으키는 것이 맞다면? 그럼 그것을 지켜보고 있는 나는? 그것은 또 누구란 말인가!

# 파괴의 신

의미도, 의도도 알 수 없는 행위들이 나를 통해 일어난다. 날이 갈 수록, 더욱더 많이 일어났다. 손바닥으로 몸을 때리기 시작했다. 정수리, 가슴, 배, 팔, 허벅지, 종아리. 뺨은 안 때리는 것을 다행이라 해야 할까? 몸 여기저기를 내 스스로 격렬하게 때린다. 무언가를 일깨우기 위해 자극을 주는 것일까? 아니면 어딘가 막힌 곳들을 뚫어 주기 위함일까?

손가락으로 머리카락을 휘감는다. 돌돌 감아서 천장을 향해 틀어 올린다. 양손으로 머리카락을 쓸어 올린다. 역시 천장을 향해, 삼각형 모양으로. 누군가 세게 잡아당기는 것처럼, 혀를 길게 내밀고 있는 나의 모습을 발견한다. 이때 불현

듯 내 머리속에 떠오른 이미지는 뱀. 한동안 이런 일들이 계속되었다.

그러던 어느 날, 전신거울 앞에 내가 서 있다. 손가락으로 머리카락을 휘감아 올린 상태다. 크게 부풀어 오른 상체 근육이 위풍당당하다. 몸 전체가 타오르는 불꽃처럼 뜨겁다. 거울에 보이는 나의 모습이 낯설기만 하다. 이질적인 존재. 그는 내가 아닌 것 같다.

내가 아니라면, 그는 누구일까? 아니, 그것은 무엇일까? 무언가를 표현하고 있는 걸까? 무언가를 보여주고 있는 걸까? 어떤 상징을 나타내고 있는 걸까?

마침내 나는 누군가를 떠올리게 되었다. 그저 추측일 뿐이지만.

## 교호 호흡

방에서 가부좌를 틀고 명상을 한다. 이제는 일상이 되어버린, 나날이 새로운 경험을 가져다 주는 명상. 이날도 역시 나의 손은 내 의지와 상관없이 움직인다.

손가락을 코에 가져다 댄다. 엄지로 한쪽 콧구멍을 막고 숨을 들이쉰다. 아주 깊게 들이쉰다. 검지 손가락으로 반대쪽 콧구멍을 막으며, 엄지손가락을 떼고 숨을 내쉰다. 아주 깊게 내쉰다. 대금을 연주하는 것처럼 번갈아 가며 손가락을 움직인다. 불규칙한 듯 보이지만, 나름의 규칙성이 느껴진다. 그렇게 양쪽 콧구멍을 막았다 풀었다 하며, 깊은 호흡을 계속 반복한다.

앞서 수인을 맺었을 때의 상황으로 미루어 짐작하건대, 이것 또한 이미 존재하는 호흡법일 수 있겠다는 생각이 들었다. 아니, 솔직히 어느정도 확신했던 것 같다. 인터넷으로 검색을 해 보니, '교호 호흡법'이라는 것이 있었다.

디테일한 면에서 약간의 차이는 있지만, 내가 한 행위는 분명 교호 호흡이다. 나는 이걸 배운 적이 없다. 배우기는커녕, 그 존재조차 몰랐다. 내가 익힌 호흡법이라고는 '우짜이 호흡*' 하나뿐이다. 그런데 어떻게?

이러한 일들을 겪으며, 나는 계속해서 누군가를 떠올린다. 그가 무엇을 말하는 것인지, 무엇을 보여주는 것인지는 아직 모르지만.

* 우짜이 호흡: 아쉬탕가 요가의 호흡법

# 아사나가 저절로

팔다리가 제멋대로 움직이면서, 저절로 어떤 동작을 취하게 되었다. 그리고 나는 그 동작이 무엇인지 잘 안다. 요가 아사나. 놀랍기도 하고, 어찌 생각하면 조금 우습기도 했다. 수련을 놓은 지 꽤 오랜 시간이 흐르기는 했지만, 나는 한 때 아사나를 가르치던 사람이었으니까.

머리부터 발끝까지. 여러가지 동작으로 내가 나에게 수련을 시키고 있다. 내가 나를 가르치고 있다. 눈을 감고 명상을 하던 내가 어느 순간부터 여러가지 아사나를 실행하고 있고, 그런 내 모습을 내가 자각하고 있는 상황. 이 상황을 어떻게 설명할 수 있을까? 모르겠다. 그저 모를 뿐이다.

아사나를 통해 명상에 들어가는 경우는 있다. 아사나를 명상의 준비 과정으로 보기도 한다. 그런데 명상을 통해 아사나를 한다? 이것은 내가 요가 수련의 경험자이기 때문에 이루어진 것일까? 내 무의식에 기억된 아사나들이 명상의 상태에서 발현된 것일까? 요가를 전혀 해보지 않은 사람에게는 이런 일들이 일어나지 않을까?

정확한 판단을 위해, 나는 내 몸을 처음 상태로 되돌렸다. 가부좌를 튼다. 손은 무릎 위에 편안하게 둔다. 만트라를 반복하며, 명상을 시작했다. 이윽고 다시금 내 의지와 무관하게 움직임이 이루어진다. 자리에서 일어난다. 아사나를 취한다. 그리고 나는 그것을 관찰하며 지켜본다. 또렷하게 자각을 한 상태에서, 마치 제3자처럼.

## 두통과 현기증

머리를 좌우로 돌린다. 속도가 점점 빨라지더니, 마침내 고속으로 회전을 한다. 그러다가 돌연 회전이 멈추면서, 어떤 에너지가 느껴진다. 머리에서 느껴진 에너지가 가슴을 거쳐 복부 쪽으로 쭉 떨어져 내린다.

문제는, 그 후에 뇌가 흔들리는 듯한 두통과 함께 강한 현기증이 몰려온다는 것. 어떤 식으로 흘러갈지 궁금하기에, 몸이 움직여지는 대로 끝까지 이어 나가고 싶었다. 하지만 두통과 현기증이 너무 고통스러웠다. 그것은 내가 감당할 수 있는 수준이 아니었다.

여러 번 마음을 다잡고 끝까지 밀고 나가려 했지만, 이러다가 자칫 건강을 해칠 수도 있겠다는 생각이 들었다. 그래서 이후로는 명상을 하다가 머리의 회전이 시작될 경우, 그 즉시 명상을 끝냈다. 그리고 이처럼 고통을 수반한 현상은 받아들이지 않겠다고 마음 속으로 선언했다. 몇 번을 그렇게 하고 나니, 더 이상 머리를 돌리는 현상은 일어나지 않았다.

이번 일을 계기로 나는 하나의 기준을 세울 수 있었다. 일어나는 일들에 대해, 아니다 싶은 것들은 단호히 거부하면서 어느 정도는 상황을 통제해야 한다는 것. 물론 기본적으로는 흘러가는 대로 둘 것이다. 관찰하고 지켜볼 것이다. 하지만 흘러가는 그 방향이 항상 옳다고 볼 수만은 없다. 적어도 아직은 그만한 확신이 없다. 따라서 필요한 경우, 나는 적극적으로 내 의지를 개입시킬 것이다.

# 사마디* 체험

매 순간 이렇게 격렬한 현상들만 일어난 것은 아니다. 어떤 때는 정말 고요한, 우리가 명상이라는 단어를 통해 흔히 떠올리는 그러한 상태에 들어가는 날도 있다. 그 날도 그랬다.

여느 때와 같이 만트라를 반복하며 명상을 시작했다. 얼마 지나지 않아 눈썹과 눈썹 사이, 곧 미간 쪽에 의식이 몰린다. 익숙하지 않은 그 느낌이 불편해서 신경을 다른 쪽으로 돌리려 했다. 하지만 미간에 느껴지는 이질적인 감각은 쉽게 사라지지 않는다.

이러한 감각을 느끼는 동안, 내 의식은 점점 좁혀져 갔다. 넓게 열려있던 커튼이 조금씩 닫혀 들어가는 느낌. 그와 동시에, 저 깊은 심연을 향한 층계를 한 층 한 층 걸어 내려가는 듯하다. 아니, 이것은 오히려 의식의 끝없는 확장이다. 좁혀지는데, 넓어진다. 그러다가 어느 순간, 나를 둘러싸고 있는 공간이 사라졌다. 시간은 완전히 멈춰 버렸다. 시간도, 공간도 존재하지 않는다. 오직 '나'만이 홀로 존재한다. 하지만 이 역시도 그저, 그저 말일 뿐이다.

알고 싶어졌다. 이때까지 겪어온 여러 체험들. 그것들이 어떤 의미인지 알아야겠다. 지식에 관한 이야기가 아니다. 지적인 이해를 넘어선, 진정한 앎을 얻고 싶어졌다.

이 날을 기점으로, 나는 깨달음을 추구하기 시작했다. 이제야 비로소 내가 하는 명상의 목적이 분명해진 것이다.

* 사마디: 삼매. 명상을 통해 경험할 수 있는 특정한 정신의 상태

# 얀트라 목격

명상을 할 때, 감고 있는 눈으로 무언가를 보기 시작했다. 약동하는 에너지의 형체, 혹은 강하게 꿈틀거리는 파장이라고 애써 표현해 본다.

눈을 감는다. 만트라를 반복한다. 깊고 고요한 상태에 든다. 그런 나의 눈 앞은 어둡기만 하다. 그런데 그런 어둠 속에서 서서히 드러나는 빛의 파동. 그것은 한순간도 멈추지 않고, 끊임없이 역동적인 움직임을 보인다. 점점 더 뚜렷해 진다. 점점 더 크게 움직인다. 그럴수록 나는 더욱 더 깊은 고요함으로 이끌려 간다.

터지는 폭죽처럼 퍼진다. 만개한 꽃처럼 피어난다. 생명력을 뽐내며 춤추는 그것들. 이상하리만큼 강한 확신이 들었다. 그것들이 존재의 본질이고, 세계의 근원이며, 세상이 돌아가는 원리일 것이라는 확신. 논리적 추론의 결과가 아닌, 직관적으로 다가오는 앎.

내가 본 것을 다른 사람들도 보았을까? 만약 다른 사람들도 그것을 보았다면, 그에 대한 기록 또는 이미지가 존재하지 않을까? 과연 있었다. 역동적으로 움직이는 빛의 파동을 그림으로 표현한다면, 고정된 이미지로 정형화시켜 그려낸다면 딱 저런 모양일 것이다. 요가 전통에서는 그것을 '얀트라(yantra)'라고 부른다.

나는 분명히 보았다. 지금도 생생하게 보고 있다. 살아 숨쉬는 그것들을. 약동하는 그것들을.

# 다른 세계로 날아가

어느 날이었다. 그날은 새벽 일찍 잠에서 깼다. 일찍 일어난 것 치고는 정신이 맑았다. 컨디션도 너무 좋고 해서, 그대로 명상을 시작하기로 했다.

시작한지 얼마 지나지 않은 시점에서, 어떤 강력한 에너지가 전신에 퍼지는 듯한 느낌을 받았다. 나쁘지 않은 기분이다. 그렇게 약 한 시간 정도 명상을 지속하던 중, 서서히 졸음이 밀려왔다. 역시 너무 일찍 일어났구나. 이 정도면 적당히 했으니, 이쯤에서 마무리하고 잠시만 눈을 붙이도록 하자. 그렇게 명상을 끝내고 그대로 자리에 누웠다.

벼락! 눈을 감고 잠을 청하려던 순간, 머리 속에서 벼락이 쳤다. 단순한 비유가 아니다. 번개가 번쩍 하고 내리친 뒤에 곧바로 따라오는 천둥소리를 떠올려 보라. 감은 눈 앞에 강렬한 섬광이 일면서, '쾅'하는 소리와 함께 머리가 터져 나갈 듯한 큰 충격이 느껴졌다.

내 몸이 내 몸이 아닌 것만 같다. 이질적인 감각이 나를 지배한다. 맹렬하게 소용돌이치는 에너지. 발끝에서부터 시작된 그 소용돌이는 이윽고, 정수리까지 타고 올라간다. 곧이어 나의 두 팔과 두 다리가 위로 솟구쳤다. 잠시 바닥으로 가라앉았다가 다시 솟구치고, 그러다가 다시 또 가라 앉고.

그리고 나는 저 멀리 어딘가 아득한 곳으로 날아갔다.

# 낯선 곳에서 눈을 뜨다

정신을 차리고 보니, 나는 어느 낡은 목조 건물 안에 있었다. 사원 같은 분위기가 물씬 풍기는 곳이었는데, 나무 바닥 위에 누운 채로 눈을 뜬 것.

그 때 내 옆에 있던 누군가가 나를 건물 밖으로 이끌었다. 계단을 내려가 문을 열고 밖으로 나간 순간, 눈앞에 펼쳐진 광경에 그만 할 말을 잃고 말았다.

살면서 단 한 번도 보지 못한, 꿈에서조차 보지 못한 아름다운 풍경이 그야말로 절경이었다. 마치 카메라의 화소가 높아진 것처럼, 색감은 현실보다 훨씬 더 선명하고 또렷했다.

방금 내가 나온 목조 건물은 돌로 이루어진 언덕 위에 있었다. 그 앞에 산이 보이는데, 꼭대기에는 으리으리한 궁전이 자리했다. 그 산 주위를 크고 기다란 바위산들이 병풍처럼 둘러쌌다. 산 오른쪽에는 고대의 복식을 한, 세 여신의 석상이 보인다. 산 왼쪽 하늘을 떠다니는 궁전도 있었는데, 산 꼭대기 궁전보다는 작았다. 새벽 호숫가에서나 볼 수 있음직한 하얀 안개로 가득한 신비로운 곳. 나는 연신 감탄을 하며 이곳 저곳을 둘러보기 시작했다.

혼자는 아니었다. 여전히 내 곁에는 누군가가 있다. 왠지 모를 친근함이 느껴지는 그, 혹은 그분 덕에 별다른 두려움 없이 편안하게 경치를 감상할 수 있었다.

# 이상한 사람들

여기에도 사람들이 있었다. 남자 한 명과 여자 한 명, 그리고 몇 명의 어린 아이들. 아이들의 모습은 자세히 기억나지 않는다. 남자와 여자의 모습이 너무 낯설어, 그들에게만 집중했던 것 같다. 남녀 모두 고대의 복식을 하고 있었고, 기골이 장대했다. 그리고 턱이 무척 길었다. 따로 대화를 나누거나 하지는 않았다. 조용히 내 옆을 지나가는 그 사람들을 보며, 나는 그저 참 이상하게 생긴 사람들이라고 생각했을 뿐이다.

다시 반대편 어딘가로 올라가기 시작했다. 이번에는 내 곁의 그 분이 앞장섰다. 그곳은 하늘로 높게 뻗어 있는 돌계단. 거의 수직으로 만들어진 계단 양 옆에는, 잡고 올라갈 수 있도록 밧줄이 매달려 있었다. 등산로에서 흔히 볼 수 있는 그런 모습이다. 돌계단 끝으로는 그냥 눈부신 황금빛 광채만이 존재할 뿐, 무엇이 있는지는 모르겠다. 그 분이 밧줄을 잡고 계단을 오르기 시작했고, 나도 뒤따라 올랐다. 그런데 계단 끝이 너무나 멀어 보였다. 그래서 그분께 그만 올라가자고 이야기했는데, 어느새 나는 내 방에 누워있었다. 약 서너 시간이 흐른 상태.

꽤 긴 시간 동안 충격에서 헤어나오지 못했다. 어안이 벙벙했다. 절대로 꿈이 아니다. 환상도, 환각도 아니다. 나는 분명 알 수 없는 힘에 이끌려 어딘가를 다녀왔다. 하지만 그 곳이 실제로 존재하는지? 모른다. 그저 모를 뿐이다.

# 상주 간병인

앞서 이야기한 대로, 아버지는 다행히 위험한 고비를 넘기셨다. 그리고 그 때부터 우리는 하루씩 돌아가며 아버지의 간병을 했다. 서서히, 조금씩 회복하시는 아버지를 보는 것은 그 자체로 크나큰 기쁨이었다.

하지만 욕심은 끝이 없는 법. 운동선수 출신으로, 장사 체형을 자랑하던 거구의 아버지가 이제는 뼈만 앙상한 채로 병상에 누워 계신다. 여러가지 원인으로 인해, 몸에 근육이 거의 남아있지 않은 상태이다.

걸음은 커녕, 혼자서는 몸을 뒤집을 수조차 없는 아버지는 재활운동이 꼭 필요한 상황이었는데, 문제는 코로나였다. 코로나 확진자가 발생하여, 재활치료실이 잠정 폐쇄된 것. 하지만 그렇다고 그냥 보고만 있을 수는 없지.

내가 병원에 상주하며 간병을 도맡기로 했다. 재활운동 지도를 겸한 간병이다. 내가 가진 경험과 지식을 총 동원해서, 아버지를 걷게 만들 것이다.

간병을 해 보신 분들은 잘 아시겠지만, 병원에서 개인의 시간은 거의 없다고 보아야 한다. 개방된 공간에서 생활해야 할 뿐만 아니라, 모든 일정이 환자를 중심으로 돌아가기 때문이다.

당분간은 명상에 집중하기 어려울 것이고, 마땅히 그래야 한다.

# 재활운동 지도

두 달 정도였을 것이다. 아버지와 아들로, 환자와 간병인으로, 회원님과 재활 코치로, 세 가지 형태의 관계 속에서 함께한 시간. 그 시간 동안 우리는 서로 짜증을 내며 다투기도 했고, 또 언제 그랬냐는 듯 농담을 주고받으며 크게 웃기도 했다.

우리 부자는 그동안 하지 못했던 속 깊은 이야기들을 원 없이 나누었다. 아버지와 함께 나눈 많은 대화들이야 말로, 내게는 명상을 통한 체험 그 이상의 신비였다. 그저 감사할 뿐.

한편으로 나는, 병실 환경과 아버지의 몸 상태를 고려하여 몇 가지 운동법을 고안해 냈다. 손실된 근육을 회복하고, 손

상된 신경을 되살리기 위한 나만의 운동법. 여기에 병원식을 활용한 나름의 식이요법을 더하자, 기대했던 것보다 훨씬 더 빠른 효과를 볼 수 있었다. 그리하여 마침내, 길고 긴 병원 생활을 끝내게 되었다.

사실 치료가 완전히 끝난 것은 아니다. 할 수 있는 조치는 다 했으니, 이후로는 집에서 요양하는 편이 심리적으로 더 안정이 될 수 있을 것이라는 병원 측의 판단 하에 퇴원을 하게 된 것.

옆에서 부축하면, 몇 발짝 정도의 걸음은 내딛으실 수 있다. 예전을 생각하면, 감개가 무량할 따름이다. 아버지와 나의 팀플레이가 일궈낸 엄청난 성과. 하지만 여전히 혼자 거동하시기는 어려워서, 지속적인 재활을 위해 부모님과 함께 고향으로 내려가게 되었다.

# 답답함

다시 한달 정도의 시간이 흘렀다. 혼자서도 어느정도 거동하시는 아빠, 아버지를 보며, 이제는 다시 일상으로 돌아가야 할 때임을 느꼈다. 거의 1년 가까이 수입이 없었기에, 우선 직장부터 구해야 했다. 서울로 돌아와서 일자리를 알아보며, 한동안 놓고 있던 명상을 다시 시작했다.

명상 자체는 예전과 크게 다르지 않았다. 깊은 몰입, 삼매*. 하지만 뭔가 부족하다. 무언가를 놓치고 있다. 왠지 모를 답답함과 알 수 없는 찜찜함을 떨쳐내지 못하겠다. 왜 그럴까?

생각해 보자. 갑자기 나에게 찾아온 신비롭고 놀라운 경험들. 그 경험들로 인해, 이 세상에 또다른 영역이 존재함을 알았다. 하지만 그 뿐이다. 그것은 깨달음이 아니다. 그럼에도 계속해서 새로운 현상, 체험들을 추구해야 하는 걸까? 그 끝에 이르러서야 비로소 답을 찾을 수 있는 것일까? 아니다. 아닌 것 같다.

이미 너무나 많은 것들을 겪었다. 하지만 여전히 나는 의문에 사로잡혀 있다. 즉, 연속되는 신비한 체험이 의문을 해결해 주지는 않는다는 것. 체험은 체험일 뿐, 그 자체가 깨달음은 아니다. 깨달음은 또다른 체험이 아닐 것이다. 필요한 것은 그를 통한 사유와 반성일 터. 그렇다면 이제는 그동안 일어난 일들을 면밀히 검토해 보자. 통찰의 시간을 갖는 것이다. 그러한 통찰의 시간을 거치고 나서야, 내가 원하는 바를 이룰 수 있지 않을까?

* 삼매: 사마디

# 내 안의 나

명상을 처음 시작한 지 얼마 되지 않았을 때의 일이다. 양손이 저절로 움직여, 두 눈을 가렸다. 이어서 두 귀를 막고, 다시 입을 막았다. 무슨 뜻일까?

'삼불원'이라는 말이 있다. 각각 눈과 귀와 입을 가린, 세 마리 원숭이의 비유. 나쁜 것은 보지도, 듣지도, 말하지도 말라는 의미이다. 그리고 나는 나의 몸을 통해, 누군가 나에게 이와 같은 가르침을 주었다고 생각한다. 그런데 대체 누가?

내 의사와 상관없이 나를 움직이게 하는 어떤 존재가 있다. 앞선 예에서 보듯이, 그 존재는 나에게 가르침을 주기도 했다. 그렇다면 그(그것)는 그 자신의 의지를 지녔다고 볼 수 있지 않을까? 지나친 추측일까?

내 몸이 내 뜻과는 별개로 움직일 때, 그런 나를 지켜보는 내가 있다. 내가 나의 몸을 지켜볼 때, 그 몸을 움직이는 것은 누구일까? 나이다. 나일 수밖에 없다. 하지만 그것은 내가 아니다. 나는 그저 바라볼 뿐이다.

내 안에 존재하는, 나이지만 내가 아닌 나. 내가 몰랐던 것들을 나에게 가르쳐 주는 나. 나를 다른 세계로 데려가서, 그곳을 안내해 주었던 나. 그 자신의 뜻과 의지를 가진 또 하나의 나. 그는 대체 누구란 말인가?

# 이것이 바로

그는 나다. 하지만 나는 그가 아니다. 그는 나를 알지만, 나는 그를 모르니까. 아니, 어쩌면 알 것도 같다. 내가 나를 바라볼 때, 사실 나는 그를 바라본 것이다. 내가 나를 보지 않을 때에도, 그는 나를 보고 있었다.

알았다. 그냥 알아졌다. 문득 알아버렸다. 그는 정오의 태양이다. 그는 밤하늘의 달과 별이다. 그는 바위이면서 나무이다. 그는 비이고, 그는 눈이다. 그는 이마에 흐르는 땀이고, 그 땀을 식혀주는 한줄기 바람이다.

그가 나다. 오직 그 만이 나다. 그가 나를 있게 한다. 그가 있기에 비로소, 내가 나일 수 있다. 그가 바로 진정한 나, 참

나이다.

온 몸에 소름이 돋는다. 무언가가 씻겨 내려간다. 힘이 솟구친다. 그 힘을 감당하기 어렵다. 춤을 추고 싶다. 덩실덩실 춤을 추고 싶다. 벌떡 일어났다. 웃음이 터져 나왔다. 웃음을 주체할 수가 없다. 큰 소리로 터져 나오는 웃음을 도저히 참을 수가 없다.

더 이상 아무것도 바라지 않는다. 어떤 것도 부족하지 않으니까. 지금 이 순간, 나는 그저 존재감으로 충만할 따름이다. 아아, 어쩌면 이것이다. 아마도 이것이다.

이것이 바로, 깨달음인가 보다.

# 에필로그

성실하게 살아왔다고 말하긴 어려울 것 같다. 나는 끈기도 없고, 무척이나 게으른 사람이니까. 그런데 돌이켜보니, 그럼에도 참으로 치열하게 살아오기는 했다.

나는 한때 내 스스로를 무신론자이자, 유물론자라고 생각했었다. 눈에 보이는 것만이 진짜라고 믿었기에, 나의 관심사는 오로지 외적인 아름다움과 물질적인 풍요로움에 한정되어 있었다.

멋진 외모를 갖추어야 한다. 그것이 나의 가치를 높여줄 것이다. 좋은 직업을 통해 높은 수입을 얻어야 한다. 그것이 나의 행복을 보장할 것이다. 맞는 말이다. 다만 그것이 전부는 아니라는 것. 그것 만으로는 삶을 온전히 향유할 수 없다는 것. 나는 그것을 몰랐었다.

정말이지 나는 하근기* 중에서도 최하근기이다(이런 표현도 최근에 와서야 알게 되었다). 진작에 요가를 만나고서도 그 참 뜻을 미처 헤아리지 못했을 뿐 아니라, 자칫 아버지를 잃을 뻔 했던 그 끔찍했던 순간을 마주하고 나서야 비로소 영적인 탐구를 시작했으니 말이다. 다행이다. 그리고 감사하다.

나는 이제 내가 누구인지 안다. 이제 나는 그가 누구인지 안다. 그는 나다. 그는 당신이기도 하다. 사실상 그는 우리 모두이다. 그러니 함께 살아가자. 우리의 삶을.

* 하근기: 깨달음을 얻기 힘든, 낮은 영적 수준

**석민홍**

경희대학교 무용과 발레 전공 중퇴
동아방송예술대학 공연예술계열 연극전공 졸업
'왕비가 된 심청', '변했을 뿐이다', '너를 만나고 나를 만나다', '뽀로롱 산타', '내 삶의 이유가 되어준 당신' 등 다수의 연극 및 무용극 작품 출연
'페인터즈 히어로' 공연 출연
'페인터즈' 공연 출연
사단법인 대한요가협회 요가지도자 자격증 취득
전직 요가강사
현재 유튜브 채널 '요가 읽어주는 남자' 운영 중

이메일 주소: stonemh@naver.com
유튜브 채널: https://www.youtube.com/user/stonemh86

# 요가 읽어주는 남자

초판 1쇄 발행 _ 2022년 3월 20일

저　자 · 석 민 홍
발행인 · 정 현 걸
발　행 · 신 아 사
인　쇄 · 대명프린팅
주　소 · 서울특별시 은평구 통일로 59길 4 (2층)
전　화 · (02) 382-6411 팩스 · (02) 382-6401
홈페이지 · www.shinasa.co.kr
E-mail · shinasa@daum.net
출판등록 · 1956년 1월 5일 (제 9-52호)

ISBN : 979-11-91158-85-4 (03190)

정가 13,000원